AF336971

RECHERCHES STATISTIQUES

SUR LES

MAISONS DE BORDEAUX

AU POINT DE VUE DE L'HYGIÈNE PUBLIQUE

PAR

LE D' MARMISSE

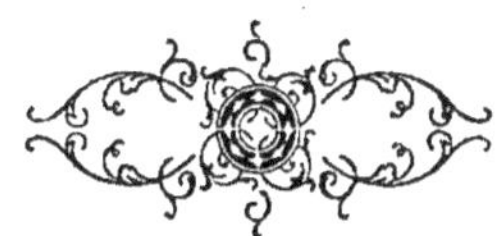

BORDEAUX

ÉTABLISSEMENT TYPOGRAPHIQUE D'AUGUSTE LAVERTUJON

7, rue Montméjan, 7

—

1863

RECHERCHES STATISTIQUES

SUR LES

MAISONS DE BORDEAUX

AU POINT DE VUE DE L'HYGIÈNE PUBLIQUE

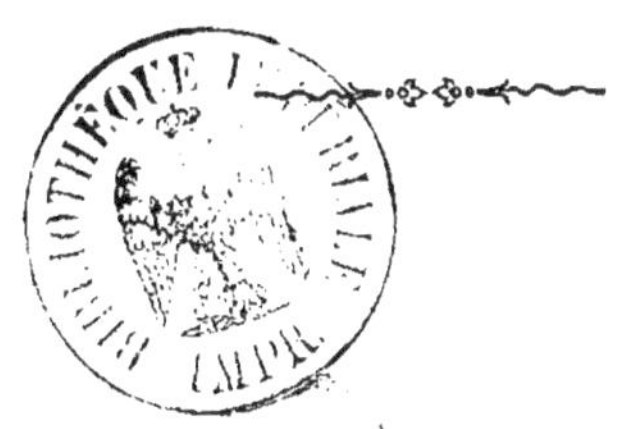

Pour l'hygiéniste, la maison est presque un second vêtement que l'homme est obligé de se procurer pour s'abriter contre les divers éléments atmosphériques, froid, calorique, humidité, électricité, dont les diverses modifications peuvent altérer l'harmonie de ses organes, s'ils sont exposés trop directement à leur influence.

Le besoin d'une habitation est tellement impérieux, qu'il se fait sentir presque avec la même rigueur chez les animaux les plus favorisés par la nature sous le rapport de l'enveloppe tégumentaire. Ne les voit-on pas tous, en effet, chercher une retraite plus ou moins analogue à notre habitation, et quelques-uns ne la construisent-ils pas avec un instinct qui excite souvent notre admiration ?

Le choix d'une habitation hygiéniquement convenable est donc d'une importance capitale pour notre santé. Mais en nous y réfugiant pour y passer la majeure partie de notre existence, nous devons éviter, avec une minutieuse sollicitude, d'avoir à y lutter contre les éléments aussi dangereux et même quelquefois plus dangereux que ceux auxquels nous voulons échapper : air confiné, humide, vicié par des émanations nuisibles de toute nature, privé d'une lumière suffisante. Or, au sein des grandes villes, les maisons sont fréquemment exposées à devenir un foyer d'infection au lieu d'être une retraite salutaire.

Les recherches que nous entreprenons sur les maisons de notre cité sont donc utiles à l'hygiène locale. Elles peuvent partiellement éclairer sur l'état sanitaire de la ville, et fournir plusieurs éléments instructifs de comparaison. Les administrateurs qui ne veulent pas rester étrangers aux divers problèmes de la santé publique peuvent-ils apprendre avec indifférence comment les maisons de leur cité sont aménagées, peuplées et construites?

Nombre et superficie des maisons.

La ville de Bordeaux contient vingt-deux mille soixante-neuf immeubles, dont quatre cent cinquante environ dans la partie rurale, et vingt et un mille six cent neuf dans la partie urbaine.

Huit cent soixante-huit de ces immeubles sont complètement inhabités, les uns étant passagèrement privés d'habitants, les autres étant uniquement destinés à une industrie.

Huit cent cinquante-six ne sont que partiellement habités pour les mêmes raisons.

La partie urbaine de la ville occupe une superficie de sept kilomètres carrés, sans y comprendre près de huit cent mille mètres carrés destinés à la voirie. La partie rurale renferme à peu près vingt-cinq kilomètres carrés, sans comprendre non plus la voirie. Avant l'annexion de la banlieue, Paris avait une superficie totale qui dépassait trente-quatre kilomètres carrés, ce qui fait une étendue presque cinq fois plus grande.

Dans les sept kilomètres carrés de la partie urbaine entrent un certain nombre de jardins dont la superficie nous est inconnue. Si l'on n'a pas égard à ce dernier élément, on peut dire que la moyenne du terrain occupé par chaque maison est de trois cent cinquante et un mètres carrés.

Étages des maisons, leur rapport avec la voirie.

La salubrité exige un rapport déterminé entre la largeur des rues et le nombre des étages des maisons riveraines. Les anciens règlements de voirie, dans les villes où il y en avait, toléraient des maisons de dix-sept mètres cinquante-cinq centimètres de hauteur dans des rues qui n'avaient que dix mètres de largeur. Ce rapport est incompatible avec la salubrité publique; dans une pareille situation, les habitants des étages inférieurs, masqués par les maisons riveraines, sont encore dans une espèce d'obscurité lorsque le soleil est parvenu à son maximum d'élévation. Dans les pays où les rayons solaires brûlent au lieu de réchauffer, on peut et même on doit se dérober à leur action; mais dans nos climats froids ou tempérés, l'action bienfaisante du soleil doit exciter chez nous l'activité organique. Il faut donc éviter de prendre un domicile dans ces maisons, où la disproportion de la hauteur de la maison avec la largeur de la rue serait une cause d'insalubrité.

Plus les étages des maisons sont nombreux, plus il y a de chance pour que le nombre des habitants soit considérable. Il en résulte donc une nouvelle cause d'insalubrité, puisque c'est un nouvel appel à la viciation de l'atmosphère intérieur.

L'hygiène exige que la maison ait une hauteur proportionnée. Le Conseil de salubrité de la Seine a proposé comme règle une égalité presque complète entre la hauteur de l'immeuble et la largeur de la voie.

Voici le tableau statistique des maisons de notre cité sous le rapport de leurs étages.

Maisons n'ayant qu'un rez-de-chaussée.	5,392
— ayant un rez-de-chaussée et un étage.	7,383
— avec deux étages.	5,343
— avec trois étages.	3,159
— avec quatre étages.	745
— avec plus de quatre étages.	47
Total.	22,069

Ainsi, en moyenne, les maisons ont un rez-de-chaussée avec un étage, plus une fraction représentée par trente-neuf centièmes d'un second étage, ce qui représente une hauteur moyenne de dix mètres environ. Nous n'avons pu nous procurer la largeur moyenne des rues bordelaises. Ces rues sont au nombre de sept cent quatre-vingt-une environ, occupant une superficie d'à peu près huit cent mille mètres carrés. Ce nombre rapproché des sept kilomètres d'étendue de la ville, on peut apprécier la quantité considérable de terrain destiné à notre voirie.

Nous n'ajouterons pas une grande importance au nombre des voies publiques. Sans rien changer à la voirie, ce nombre peut varier suivant les caprices administratifs; car pour peu qu'une voie soit longue, elle est souvent partagée en diverses sections nominatives, qu'il serait plus sage de réduire à leur plus simple expression.

La longueur des voies, sans être aussi importante que la largeur pour la salubrité des maisons riveraines, ne lui est pourtant pas indifférente. Cette dimension peut grandement servir à la ventilation de la voie, en favorisant les courants d'air qui dessèchent si rapidement l'humidité du sol, circonstance importante pour notre climat.

Notre ville nous parait riche en voies larges et longues, qui la traversent parallèlement et perpendiculairement à ses deux dimensions. Cette condition avantageuse est dûe à la proportion considérable du terrain consacré à la voirie, au détriment des immeubles.

Population spécifique des maisons.

L'encombrement des maisons par les habitants est un foyer notable d'insalubrité ; en sorte que, toutes choses égales, d'ailleurs, une maison est d'autant plus salubre qu'elle renferme moins d'habitants.

La population bordelaise, qui est de cent soixante-deux mille habitants, loge dans vingt-un mille deux cent un immeubles. Mais la partie dite population en bloc (armée, couvents, séminaires, institutions, hospices, etc.), est concentrée dans un nombre restreint d'habitations. Aussi la population dite municipale, cent quarante-neuf mille environ, n'est disséminée que dans vingt-un mille cent cinquante-un immeubles, ce qui donne sept à huit habitants par maison.

Avec les données qui sont en notre possession, il nous est possible d'apprécier la population spécifique de la ville, c'est-à-dire le nombre d'habitants par kilomètre carré. Elle est de vingt-deux mille sept cent quatorze, et à chaque habitant il revient environ quarante-sept à quarante-huit mètres carrés. Dans cette opération, nous avons éliminé la superficie occupée par la voirie. A Paris, la population spécifique était de trente mille sept cent soixante-un habitants par kilomètre carré avant l'annexion de la banlieue.

Ménages occupant les maisons.

Le recensement officiel désigne par le mot ménage tout individu vivant seul, avec ou sans domestique, célibataire ou veuf, ou séparé s'il est marié, de même tout couple conjugal avec ou sans enfants, avec ou sans domestique ; la belle-mère ou le beau-père, quoique vivant avec des parents par alliance, constitue un ménage.

Plus les ménages sont nombreux dans une maison, plus il y a de chance pour l'insalubrité, surtout quand ces ménages sont réellement distincts, parce ue à chacun d'eux est annexé un ensemble de détails domestiques qui portent leur contingent d'effets nuisibles à la santé : aussi peut-on dire que, toutes choses étant égales, d'ailleurs, une maison est d'autant plus salubre qu'elle renferme moins de ménages.

Tableau statistique des ménages définis comme précédemment.

Ménages comprenant une seule personne. 11,467
—   —   deux personnes. 10,201
—   —   trois personnes. 8,926
—   —   quatre personnes 6,987
—   —   cinq personnes 4,529
—   —   six personnes. 2,492
—   —   sept personnes et plus. 2,934

                       Total. 47,532

Ces nombres n'ont été pris que dans la population municipale.

Le moyenne des individus composant un ménage est de trois, quatorze centièmes.

La moyenne des ménages occupant les maisons est de deux, vingt-neuf centièmes.

Valeur locative des maisons pouvant mesurer le bien-être matériel
des habitants.

Pour apprécier le bien-être matériel des familles, on a recours habituellement à la propriété ou à la profession, ou à l'industrie de son chef. Mais la propriété n'est qu'une exception; de plus, l'industrie, la profession sont loin de représenter toujours le niveau des ressources domestiques. Que de gêne cachée souvent derrière le voile d'une industrie en apparence lucrative, ou d'une profession notoirement désignée comme l'expression de la richesse ou de l'aisance? Cherchons donc une garantie plus sérieuse et plus exacte pour apprécier le bien-être matériel des familles.

On peut admettre en principe, sans crainte d'erreur, qu'un ménage, dans l'immense majorité des cas, ne prend jamais à sa charge un loyer dont les frais sont en disproportion trop prononcée, soit en plus, soit en moins, avec ses ressources véritables. Or, par loyer il faut entendre ici l'immeuble ou la partie d'un immeuble que la famille consacre à l'habitation réelle, défalcation faite de tout ce qui touche aux exigences d'une industrie ou d'une profession. La valeur locative ainsi comprise suit donc à peu près invariablement les oscillations du niveau budgétaire de chaque famille.

Nous trouvons l'appréciation de cette valeur locative dans l'administration des contributions.

Il est nécessaire de dire préalablement que le ménage n'est pas compris par l'administration de la même manière que par le recensement. Très-souvent un chef de famille prend sous son nom un loyer occupé par plusieurs ménages, définis comme nous l'avons fait plus haut. Aussi trouverons-nous une énorme différence entre le tableau qui va suivre et celui qui précède.

De plus, l'immense majorité des loyers inférieurs à 100 fr. sont nuls aux yeux de l'administration, puisqu'elle ne les impose pas. N'oublions pas de noter encore que les individus ou les ménages logeant en garni échappent au contrôle de la valeur locative. Toutes ces raisons expliquent la différence que nous avons signalée. Les séries de valeurs locatives que nous établissons nous paraissent propres à nous faire atteindre le but que nous cherchons.

Nombre des valeurs locatives dépassant 2,000 fr. . . .		405
—	entre 1,500 et 2,000 . . .	346
—	— 1,200 et 1,500 . . .	308
—	— 1,000 et 1,200 . . .	305
—	— 800 et 1,000 . . .	646
—	— 500 et 800 . . .	1,899
—	— 300 et 500 . . .	2,983
—	— 200 et 300 . . .	3,168
—	— 100 et 200 . . .	8,340
—	au dessous de 100 . . .	279
	TOTAL.	18,676

Richesse et misère des ménages.

L'échelle précédente nous permet d'apprécier assez exactement le bien-être matériel des dix-huit mille six cent soixante-seize familles. Nous pouvons mettre sous l'égide de la richesse les familles qui sont imposées pour une valeur locative supérieure à 1,000 fr. Le nombre en est de mille trois cent soixante-quatre.

Nous avons le droit de mettre sous la bannière de la simple aisance les familles imposées pour une valeur locative comprise entre 500 fr. exclusivement et 1,000 fr. inclusivement. Le nombre en est de deux mille cinq cent quarante-cinq.

Au dessous de ces deux catégories s'en trouve une troisième, dans laquelle on peut placer la gêne ou la médiocrité. Ce nombre, relativement supérieur, est de quatorze mille sept cent soixante-dix. Il est très-certainement loin de la vérité, parce qu'une quantité assez forte de ménages déclare administrativement un loyer inférieur à 100 fr., pour avoir la faveur de l'immunité.

Nous chercherons dans un autre ordre de faits l'appréciation de la misère extrême. Nous consulterons le registre du bureau de bienfaisance. Une moyenne prise sur dix années nous donne le nombre de quatre mille cinq cent quatre familles secourues par la bienfaisance publique, d'une manière continue et non pas transitoirement, comme dans les hospices. Ce chiffre donne un total de douze mille cent quatre-vingt-dix-huit individus assistés administrativement. Nous avons donc là une nouvelle catégorie de loyers qui sont exempts de toute espèce d'impôt.

Nous sommes donc en présence des deux extrémités de l'échelle sociale au point de vue du bien-être matériel : mille trois cent soixante-quatre familles notoirement riches, dont le nombre d'individus peut être connu approximativement si l'on fait une multiplication par cinq, ce qui donne six mille huit cent vingt; quatre mille cinq cent quatre familles, administrativement indigentes, comprenant douze mille cent quatre-vingt-dix-huit individus.

Avec ces données, on trouve que sur cent habitants, il y en a quatre à cinq riches et huit à neuf indigents.

A Paris, le nombre des individus secourus de la même manière n'est que de cinq à six pour cent habitants.

CONCLUSIONS.

Nous avons rempli notre programme restreint en étudiant analytiquement le nombre des maisons de notre cité, leur superficie, leur rapport avec la voirie, le nombre de leurs étages, leur population, leurs valeurs locatives, et par suite, le degré de richesse, d'aisance ou de misère des familles qui les habitent. Ces divers points de vue, que nous croyons n'avoir pas encore été explorés, nous paraissent devoir entrer pour une large part dans l'opinion qu'on peut se faire sur la topographie hygiénique de notre brillante cité.

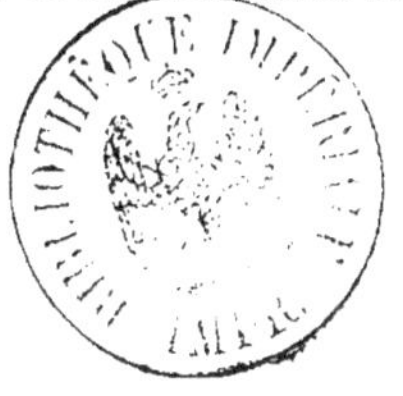

9 782329 130170